AF466884

DE L'OPÉRATION

DE

LA CATARACTE

ET DU PROCÉDÉ OPÉRATOIRE

DE

RECLINAISON PAR LA CORNÉE OU KÉRATONYXIS,

PAR

LE Dr ÉMILE MARTIN,

Médecin-Oculiste des Dispensaires du Bureau de Bienfaisance de Marseille,
ex-Interne des Hôpitaux,
ex-Élève de l'Ecole Pratique d'Anatomie de la Faculté de Paris, etc., etc., etc.

PARIS

J.-B. BAILLIÈRE ET FILS

LIBRAIRES DE L'ACADÉMIE IMPÉRIALE DE MÉDECINE

rue Hautefeuille, 19.

1864

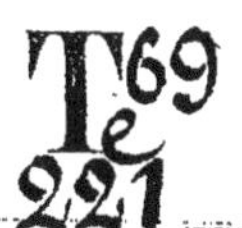
T69 e 221

DE L'OPÉRATION

DE LA CATARACTE.

Te 69 221

DU MÊME AUTEUR.

—

Traité médical pratique des Maladies des Yeux,

contenant

l'exposition des affections des organes de la vue et les formules médicinales applicables à leur traitement, — avec 17 figures explicatives intercalées dans le texte et 10 dessins coloriés réunis en deux planches, représentant les principales altérations appréciables à l'ophthalmoscope. — Paris 1863, 1 volume, in-18 jésus, prix 5 francs.

TABLE DES MATIÈRES.

DE L'OPÉRATION

DE

LA CATARACTE

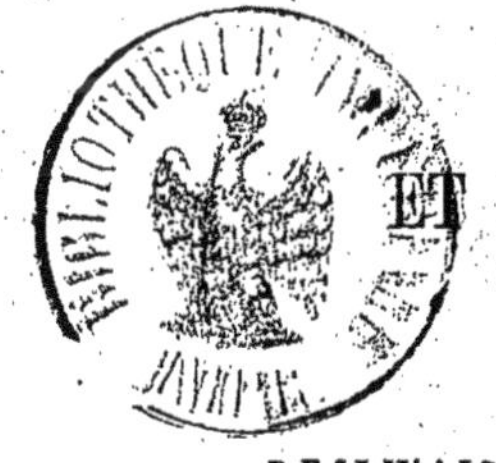

ET DU PROCÉDÉ OPÉRATOIRE

DE

RECLINAISON PAR LA CORNÉE OU KÉRATONYXIS,

PAR

LE Dr ÉMILE MARTIN,

Médecin-Oculiste des Dispensaires du Bureau de Bienfaisance de Marseille,
ex-Interne des Hôpitaux,
ex-Élève de l'Ecole Pratique d'Anatomie de la Faculté de Paris, etc., etc., etc.

PARIS

J.-B. BAILLIÈRE ET FILS

LIBRAIRES DE L'ACADÉMIE IMPÉRIALE DE MÉDECINE

rue Hautefeuille, 19.

1864

DE L'OPÉRATION

DE

LA CATARACTE

ET DU PROCÉDÉ OPÉRATOIRE

DE

RÉCLINAISON PAR LA CORNÉE OU KÉRATONYXIS.

Parmi les méthodes chirurgicales qui ont pour but la guérison de la Cataracte, il en est deux qui résument, pour ainsi dire, tous les procédés connus jusqu'à ce jour, ce sont : la méthode d'*Extraction* et la méthode d'*Abaissement* ou de ***Réclinaison.***

La première, habilement exécutée, offre, dans quelques cas, des avantages si incontestables, que nous ne pouvons qu'approuver la préférence que lui accordent quelques oculistes. Elevé nous-même à l'école de maîtres illustres qui la pratiquaient souvent, nous avons pu quelquefois en apprécier les remarquables résultats. Nous dirons plus, nous ne négligeons rien pour la mettre en pratique, lorsque nous la croyons complètement indiquée. Mais malheureusement pour la réussite de manœuvres aussi délicates et, on peut l'avancer, hérissées de tant de difficultés, le globe oculaire, les régions qui l'avoisinent et les malades eux-mêmes, doivent se trouver dans des conditions qui se rencontrent si rarement réunies, qu'un opérateur prudent se voit fréquemment forcé de reculer, s'il ne veut livrer entièrement au hasard le succès de son opération.

Il faut alors abandonner les méthodes opératoires qui se pratiquent avec le couteau pour recourir à celles qui ne demandent que l'aiguille. Nous savons bon nombre d'opérateurs, aveugles enthousiastes de l'Extraction, qui, s'ils s'étaient conformés à cette sage pratique, n'auraient pas eu à déplorer de fâcheux accidents, résultats ordinaires de difficultés insurmontables des manœuvres opératoires ou de contre-indications mal appréciées. En conséquence, nous ne craignons pas d'émettre en principe que l'Abaissement est plus souvent applicable que l'Extraction, et, en cela, si notre opinion n'est pas conforme à celle de tous nos confrères en ophthalmolgie, nous sommes heureux de pouvoir avancer qu'elle est et a été partagée entièrement par des praticiens dont les noms et les œuvres sont à jamais impérissables dans les fastes de l'oculistique.

Devant cet état de choses, nous nous sommes efforcé d'étudier cette dernière méthode en tant que méthode générale, de l'analyser, d'approfondir dans leurs moindres détails les différents procédés qui se rattachent à elle, afin de fixer notre choix sur un mode opératoire capable de répondre aux exigences de la pratique. La théorie et l'expérience nous ont conduit à donner la préférence à l'opération appelée : *Réclinaison par la cornée* ou *Kératonyxis*.

Nous établirons dans ce Mémoire les raisons diverses qui nous ont porté à préférer l'opération par la cornée à celle que l'on pratique par la sclérotique (Scléroticonyxis). Ce sera l'objet du premier paragraphe.

Dans le second, nous développerons l'opération elle-même, avec les détails minutieux qu'elle comporte.

Dans le troisième, enfin, nous étudierons les suites, les complications, et les traitements qui leur sont applicables.

§ 1er. — Lorsque l'on commence l'étude de la Réclinaison de la Cataracte dans nos grands traités modernes, l'attention est immédiatement fixée par l'opération qui porte le nom de *Scléroticonyxis* ; on y trouve, en effet, de longues pages affectées à l'exposition des moindres détails opératoires, ainsi que des accidents et des difficultés qui peuvent les accompagner. On se pénètre religieusement des faits les plus importants, on les médite, en un mot, on s'identifie de son mieux avec la question. On arrive ainsi préparé dans nos hôpitaux, dans nos cliniques et on assiste à la mise en pratique de ces manœuvres opératoires, dont la théorie a déjà donné une idée plus ou moins exacte. Plus tard, on trouve mentionnée dans les mêmes traités, une opération appelée, *Réclinaison par la Cornée*; mais celle-ci, au lieu d'être exposée avec tous les soins dont la précédente a été entourée, est présentée aussi brièvement que possible ; elle est offerte comme une méthode exceptionnelle, applicable seulement à quelques cas particuliers ; nous dirons plus, il semble que les auteurs n'en ont parlé que dans la crainte de se voir accusés d'être incomplets. Imbu de cette étude nouvelle, on retourne dans nos salles hospitalières, et là, on cherche vainement l'occasion d'assister à l'exécution du procédé opératoire et d'en apprécier les résultats.

La conséquence d'un pareil état de choses est facile à comprendre; celui qui est appelé plus tard à devenir lui-même opérateur est conduit à n'exécuter que les opérations qu'il a vu expérimenter le plus grand nombre de fois et à laisser ainsi involontairement dans l'oubli celles qu'il n'a pu voir soumises au creuset de l'expérience. Telle est, selon nous, la cause principale qui a fait tomber en désuétude la *Réclinaison de la Cataracte par la Cornée*. Nous nous efforcerons, dans ces quelques pages, de la généraliser, de la faire revivre, en un mot, autant qu'il sera en notre pouvoir. Nous avons, d'ailleurs, déjà signalé cette opération dans notre *Traité médical des maladies des yeux*, et si nous ne l'avons pas entourée de tous les détails qu'elle comporte, c'est que les limites de notre ouvrage ne nous autorisaient pas à aborder en entier une question toute chirurgicale, et que nous désirions avoir pour nous un plus grand nombre de faits, c'est-à-dire la sanction de l'expérience.

§ 1er. — On ignore quel est le chirurgien qui a proposé le premier d'abattre la cataracte à l'aide d'une aiguille introduite par la cornée. On est cependant autorisé à croire que cette opération remonte à une époque très-èloignée, puisqu'Avicenne, Mangnetto et quelques autres chirurgiens arabes, parmi lesquels nous citerons Abul-Kasem, la mentionnent dans certains passages de leurs écrits. Ce fut Pott, cependant, qui la préconisa le premier dans ses ouvrages ; plus tard, Conradi et Buchhorn (1) en signalèrent les avantages ; puis, vinrent Langenbeck (2), Græffe, Spœl, Siebold, Flarer, professeur d'ophthalmologie, à Pavie, etc., enfin, Montain (3), de Lyon. Ce dernier est un des chirugiens français qui ont le plus cherché à fixer l'attention sur les avantages incontestables de cette

(1) Buchhorn, Dissert. de Keratonyxide. Hall, 1806. — De Keratonyxide, novâ cataracte aliisque oculi morbis medendi methodo. Magdeb. 1810.

(2) Langenbeck, Prüfung der Keratonyxis. Gœttingue, 1811.

(3) Montain, Traité de la Cataracte, 1812.

méthode opératoire. Depuis cette époque, l'ouvrage de M. Sichel est celui dans lequel on trouve à son sujet les considérations les plus étendues.

Cet historique d'une briéveté forcée ne plaide pas bien haut en faveur de la méthode que nous voulons défendre. A la Scléroticonyxis, au contraire, se rattache un plus grand nombre de noms célèbres dans les annales de l'Oculistique; ceux de Celse, Ambroise Paré, Petit, Lapeyronie, Morand, Scarpa, Demours, Delpech, Dupuytren, etc., sont des titres considérables de recommandation, auxquels il peut sembler hasardeux de se heurter. Nous espérons cependant, par les raisons nombreuses que nous alléguerons en faveur de notre méthode, satisfaire les plus exigents et entraîner les convictions. Nous demandons à nos confrères de ne point nous prêter la pensée, en abordant une semblable question, de vouloir blâmer la pratique de nos grands maîtres, et, pour me servir d'une expression due à un oculiste ancien (1), de les jouer sous jambe. Le rang modeste que nous occupons en ophthalmologie nous met à l'abri de semblables prétentions ; nous tenons seulement à examiner sans passion les avantages et les inconvénients du mode opératoire que nous voulons réhabiliter et à tirer une conclusion!

En effet, nous ferons considérer qu'en exécutant la réclinaison avec l'aiguille par la cornée, on ne lèse qu'un tissu dépourvu de vaisseaux soit rouges, soit blancs, et, par cela même incapable de s'enflammer primitivement, mais jouissant cependant d'une vitalité particulière, telle que les phénomènes de cicatrisation s'y opèrent avec une rapidité plus grande encore que dans les autres tissus de l'économie. Dans la Scléroticonyxis, au contraire, l'aiguille intéresse nécessairement la conjonctive, la sclérotique, la choroïde, la rétine, et bien souvent encore les procès ciliaires. Or, personne n'i-

(1) Lusardi.

gnore que la nature essentielle de ces membranes, composées d'élément fibreux, vasculaires et nerveux, les rend eminemment aptes à des manifestations inflammatoires presque inévitables chez les sujets atteints de diathèse, soit rhumatismale, soit goutteuse, soit arthitique, et, certes, les cataractés dans cette catégorie ne sont point en petit nombre. Ces phénomènes phlogistiques se localisent sur l'œil et finissent par anéantir les bienfaits de l'opération la mieux dirigée.

Nous mentionnerons encore au nombre des accidents inséparables de l'abaissement par la Sclérotique, la lésion des vaisseaux et nerfs ciliaires, lésion fréquemment suivie de vomissements, de mouvements convulsifs et de phénomènes nerveux, susceptibles de contraindre l'opérateur le plus habile à laisser son opération inachevée, et qui peuvent devenir le prélude d'une scène pathologique des plus compliquées.

Nous n'ignorons pas que si nous reprochons à la réclinaison par la sclérotique des accidents graves et fréquents, quelques auteurs ont aussi fait le procès de l'opération par la cornée. Ils ont avancé que si une inflammation primitive ne paraissait pas pouvoir envahir la cornée, cette membrane pouvait très-aisément se phlogoser par continuité ou secondairement, suppurer ensuite, et enfin entraîner les conséquences les plus funestes. Certes, nous ne combattrons pas ces faits, ils sont, par eux-mêmes, d'une exactitude sans reproche; mais ce que nous contesterons avec énergie, c'est que de semblables phénomènes puissent se développer à la suite d'une piqûre légère, pratiquée dans la continuité de la cornée avec une aiguille déliée et bien acérée. Nous ne pouvons admettre de telles conséquences qu'à la suite de manœuvres grossières, de tiraillements prolongés, d'essais plusieurs fois réitérés à de courts intervalles, alors que la cornée est déjà sous l'influence d'un état inflammatoire chronique, ou bien qu'elle est ramollie, ulcérée, ou le siége de cicatrices et de taies peu anciennes. Nous pourrions, d'ailleurs, citer dans notre pratique, bien des opérations exécutées à l'aide d'une aiguille introduite par la cornée, opérations pratiquées sous les yeux de plusieurs confrères et dans lesquelles la lésion kératique n'a entraîné aucun changement dans la transparence, non-seulement de la cornée toute entière, mais même du point de cette membrane qui avait été le siège de la piqûre. Un honorable praticien de cette ville, notre collègue et excellent ami, le docteur Spitzer, a pratiqué des centaines de fois cette opération et nous sommes autorisé à affirmer qu'il n'a jamais eu un accident de cette nature à regretter. D'ailleurs, les expériences modernes, sur la paracentèse cornéale et sur ses suites, ne justifient-elles pas complètement les faits que nous avançons?

Nous nous sommes jusqu'à présent à peu près renfermé dans le parallèle des accidents consécutifs imputables aux deux méthodes que nous avons mises en présence, et nous pensons que, sans parler de l'iritis consécutive à laquelle la Scléroticonyxis donne lieu bien plus souvent, l'avantage est déjà pour nous. Examinons maintenant les accidents immédiats auxquels exposent les deux procédés, et nous verrons que la supériorité de notre méthode n'est pas moins incontestable.

En effet, un accident qui peut accompagner l'opération par la sclérotique, c'est une hémorrhagie intrà-oculaire provenant d'une blessure de l'iris. Cet accident est susceptible d'obliger le chirurgien à laisser l'opération inachevée et peut devenir la cause d'une cataracte fausse sanguine qui nécessite plus tard de nouvelles tentatives.

Dans l'opération par la cornée, un pareil désordre sera bien rare si l'on a préalablement le soin de dilater largement la pupille par une solution mydriatique. L'iris est, dans ce cas, tellement dissimulé et retracté sur lui-même, qu'on ne l'aperçoit que comme une ligne mince, circulaire, qui encadre et démasque complètement la surface opaque exposée à la convexité de l'aiguille. Nous pensons même que pour blesser l'iris et avoir à déplorer une hémorrhagie intra-oculaire de quelque importance, il faudrait enfoncer bien loin l'instrument, c'est-à-dire le guider d'une main bien peu sûre et bien peu exercée.

L'*embrochement du cristallin* n'est pas plus à redouter dans la Kératonyxis, que dans l'opération par la sclérotique, car l'aiguille courbe que nous employons, bien dirigée, ne peut arriver à la surface de la lentille que par sa convexité. D'ailleurs, cet accident surviendrait-il, qu'il serait encore plus aisé de dégager l'instrument dans notre opération que dans la précédente.

Le *passage du cristallin dans la chambre antérieure*, est encore bien moins à craindre dans la Kératonyxis, car l'aiguille occupant la chambre antérieure, la partageant en deux, s'il m'est permis de m'exprimer ainsi, on se demande comment un cristallin de volume ordinaire pourrait arriver à y trouver une place. L'instrument étant d'ailleurs porté directement en arrière pour refouler la lentille dans les cellules du corps vitré, il nous semble difficile que la manœuvre puisse avoir un tel accident pour résultat.

Dans la Scléroticonyxis, au contraire, il suffit de porter l'aiguille un peu trop près des bords supérieurs ou inférieurs de la lentille, pour que celle-ci bascule au-dessus ou au-dessous de l'instrument, franchisse l'ouverture pupillaire préalablement dilatée et vienne occuper la chambre antérieure, où elle fait office de corps étranger et, comme tel, suscite une inflammation opiniâtre, suivie de destruction totale du globe oculaire.

Tous ces arguments sont, selon nous, bien puissants pour faire prévaloir notre méthode. Nous en trouverions bien d'autres, si nous ne craignions de prolonger davantage une discussion qui nous semble jugée. Cependant, quelques autres arguments semblent encore plaider en sa faveur et nous allons les énumérer. Ils consistent dans la possibilité pour l'opérateur de ne jamais perdre un seul instant de vue son instrument; de le diriger avec aisance sur tous les points de la capsule et de la lentille; de s'en servir en même temps comme d'un véritable fixateur de l'œil, qui, implanté au centre de la coque oculaire, s'oppose à ces mouvements brusques et incessants, sources d'accidents variés dans la Scléroticonyxis, accidents que la main la plus habile ne peut éviter.

Nous mentionnerons encore que la Kératonyxis s'exécute facilement sur les deux yeux avec la main droite, avantage immense si l'on considère que sur cent opérateurs, il en est dix à peine qui finissent par devenir ambidextres.

Telles sont les raisons qui ont motivé notre préférence. Ce sont les seules importantes que nous avons cru devoir alléguer en faveur de notre méthode. Nous serons heureux si elles sont appréciées et si elles peuvent conduire nos confrères à ne considérer l'opération par la sclérotique que comme un procédé d'exception, applicable seulement à quelques cas particuliers.

Nous allons maintenant exposer l'opération elle-même.

§ 2. — Comme toutes les opérations qui se pratiquent sur le globe oculaire, la *Réclinaison de la Cataracte par la cornée* est subordonnée pour réussir à des conditions diverses inhérentes au malade lui-même, à la constitution médicale régnante, au choix des instruments employés, à l'intelligence des aides, au mode opératoire et à la dextérité elle-même de l'opérateur. Chacune d'elles mérite quelques développements !

1° *Traitement préparatoire. — Conditions inhérentes au malade.* — Nous ne sommes pas dans l'habitude de soumettre les sujets que nous devons opérer à un traitement préparatoire de quelque importance. La diète sévère, les drastiques, les émissions sanguines, les dépuratifs de toute espèce qui étaient imposés autrefois à ceux qu'on destinait à une opération, ne peuvent avoir pour résultat que de disposer à la maladie ceux qui ne le sont pas. Nous sommes, sur ce point, d'un accord parfait avec la plupart des oculistes modernes, et nous tenons comme eux à faire bon marché, quand c'est possible, de l'empirisme et de la routine. En conséquence, quand un cataracté jouit d'une bonne santé, nous nous bornons à lui recommander, pendant la huitaine qui précèdera l'opération, de s'abstenir de liqueurs fortes et irritantes, d'aliments épicés, etc., et nous lui conseillons quelques laxatifs et quelques amers dans le but de débarrasser le canal intestinal et de placer le tube digestif dans un état de fonctionnement parfait.

Nous ne prescrivons un traitement préparatoire que lorsqu'il existe des complications locales ou générales susceptibles d'entraver la marche de l'opération ou d'apporter de la gravité dans ses suites. Dans ce seul cas, le traitement préparatoire est de rigueur.

Nous avons déjà dit ailleurs que nous n'opérions jamais qu'un seul œil à la fois. Les raisons qui nous ont fait adopter cette règle de conduite sont exposées dans bien des ouvrages et l'ont été dans notre *Traité médical des maladies des yeux*. Nous faisons cependant une exception pour les jeunes enfants, qu'il est si difficile de maîtriser une première fois, alors qu'ils ne comprennent pas ce qu'on va leur faire, et qui deviendraient certainement plus intraitables à une seconde tentative. Les accidents consécutifs offrent d'ailleurs, dans ces cas, fort peu de gravité.

Les soins que nous avons indiqué jusqu'ici, ne sont que des soins hygiéniques généraux destinés à améliorer, s'il est possible, l'état de santé dont jouit le cataracté. Il reste encore à préparer l'œil lui-même. Dans ce but, après nous être assuré qu'il n'est le siège d'aucune inflammation appréciable, que la cornée est transparente au moins dans une grande étendue de sa surface, que la pupille jouit de sa mobilité, que les adhérences de l'iris à la cristalloïde, s'il en existe, ne sont que partielles, et, enfin, que le malade distingue l'ombre des objets, le jour de la nuit, (1) etc., nous prescrivons, la veille de l'opération, une collyre mydriatique ainsi composé :

Sulfate neutre d'atropine.... 2 centig.
Eau distillée.............. 10 grammes.

dont on doit faire deux instillations avant le coucher et deux

(1) Nous croyons ne pas devoir passer sous silence un procédé photométrique spécial employé par M. De Grœfe pour l'étude et l'appréciation de la sensibilité rétinienne chez les cataractés.

Jusqu'à ce jour, en effet, on a jugé du degré de sensibilité lumineuse de la rétine par l'épreuve de l'ombre de la main passant devant les yeux du malade. Or, rien n'est incomplet et plus trompeur qu'un semblable procédé.

Le professeur de Berlin, se basant sur ce fait à savoir que le cristallin cataracté rend impossible le passage de la lumière directe et qu'il n'y a par conséquent plus de transmission possible que pour la lumière diffuse, se procure une source lumineuse diffuse de la manière suivant :

Il place une de ces chandelles de fabrique anglaise, renommées par l'exactitude et la constance de leur fabrication, dans une laterne noircie de toutes parts intérieurement, de manière que sa flamme soit au foyer principal d'une lentille occupant un point de la paroi de la lanterne.

De cette façon, les rayons émergents à travers cette lentille en sortent à l'état de parallélisme. Ils rencontrent aussitôt une lame de verre dépoli et y dessinent une surface offrant un éclairage égal, uniforme et dont l'intensité totale est proportionnelle à la surface. Cette surface est variable et son étendue réglée par un petit mécanisme à levier qui aux degrés 1, 2, 4, etc., fait correspondre des surfaces proportionnelles d'éclairage.

Cet instrument se place dans une chambre obscure et le malade est mis en rapport avec le point éclairé de la lanterne à 8 pouces, quantité constante qu'on mesure très approximativement par la distance de l'extrémité du pouce à l'extrémité de l'auriculaire au maximun d'écartement.

Cet exposé suffit à faire comprendre tout le mécanisme de l'appareil au réveil. Cette précaution est de nécessité absolue dans notre mode opératoire ; elle permet d'éviter à coup sûr l'iris pendant la manœuvre et facilite le jeu de l'aiguille en découvrant largement toute la région de la lentille.

2° *Saisons. — Constitution médicale régnante.* — Il est un préjugé déjà très ancien, partagé encore par quelques chirurgiens de l'époque, qui a fait choisir le printemps et l'automne, comme les saisons les plus favorables pour la réussite des opérations de cataracte. On prétend que les réactions inflammatoires sont alors moins vives, moins violentes. Rien ne justifie de semblables allégations ; nous avons eu bien des fois la preuve du contraire, et nous pourrions citer bon nombre de nos opérations ayant eu une pleine réussite au milieu de l'hiver. Nous sommes loin de croire, cependant que les conditions atmosphériques sont sans influence sur l'état de l'œil qui vient d'être opéré. Aussi, nous différons toujours, lorsque la constitution médicale prédispose aux épidémies ophthalmiques ou qu'il règne des rougeoles, des érysipéles, des varioles, etc. Nous ajournons également l'opération, lorsque nous remarquons des variations brusques de température, lorsqu'il fait des chaleurs excessives ou que le temps est à l'orage. Notre opinion peut donc se résumer par ces mots, c'est que l'on peut pratiquer l'opération de la cataracte dans toutes les saisons de l'année.

3° *Choix des instruments.* — Un seul instrument suffit pour faire la réclinaison de la cataracte par la cornée, c'est une aiguille. A ce titre, toutes les aiguilles inventées

et combien, avec son aide, on peut obtenir d'indications fidèles. C'est le moyen le plus simple et à la fois le plus sûr de mesurer la sensibilité rétinienne dissimulée derrière un cristallin opacifié.

(Extrait d'une communication faite à la Clinique du Dr Liebreich.)

(*Annales d'oculistique* 1863.)

jusqu'à ce jour pourraient être employées, pourvu qu'elles fussent guidées par une main sûre et exercée. Cependant, nous n'employons ni l'aiguille de Berr, ni celle de Schmidt, ni celle de Scarpa, etc., parce que nous avons reconnu que la manœuvre était rendue plus facile par une aiguille différemment construite. Celle dont nous nous servons se distingue par le peu de longueur de sa tige, ce qui la rend d'un maniement plus commode; la lance faiblement recourbée et tranchante sur ses deux bords, a dans sa moitié la plus rapprochée de la pointe, des dimensions un peu moindres que celles de l'aiguille de Berr, et la marque noire du manche correspond à la convexité de l'instrument comme dans toutes les aiguilles courbes. Enfin, la tige est rigoureusement cylindrique, disposition qui s'oppose au tiraillement de la cornée dans les mouvements qu'on lui imprime durant la manœuvre. Cette aiguille se trouve à Paris, chez M. Lüer, fabricant d'instruments de chirurgie.

Dans tous les cas, il faut éviter de se servir d'aiguilles à tige conique, ou à lance trop tenue, comme le font quelques oculistes, dans le but de diminuer l'étendue de la plaie kératique. Ces instruments sont trop faibles et d'une flexibilité telle, qu'ils deviennent difficiles à manier.

Nous ajouterons que lorsque la fente palpébrale est très-étroite, ou que le globe oculaire est profondément enfoncé dans l'orbite, nous nous servons, pour faciliter la manœuvre, d'un *élévateur plein ordinaire* que nous confions à un aide.

4° *Position du malade*; *rôle de l'aide.* — Autant nous trouvons préférable dans l'extraction de donner au malade qui va être opéré la position horizontale, autant nous tenons à pratiquer la réclinaison le malade étant assis. Dans ce cas, un bandage monocle ayant été placé sur l'œil sain ou sur celui qui ne doit pas être opéré, nous faisons asseoir le patient auprès d'une fenêtre, sur un siège de moyenne hauteur, de ma-

BIBLIOTHÈQUE IMPÉRIALE IMPR.

nière que l'œil soit bien éclairé sans donner de reflet. Nous nous asseyons ensuite au-devant de lui, de façon que ses yeux regardent notre poitrine et que l'élévation de sa tête soit telle, qu'elle nous permette de dominer commodément le le champ de la pupille et de voir facilement dans le fond de l'œil. Dans cette position, les bras et la main conservent toute leur liberté d'action, et il est aisé de suivre les mouvements de recul involontaire auxquels se livrent quelques malades inquiets et irritables. Enfin, après avoir assujetti les jambes de l'opéré entre nos genoux, nous confions à un aide intelligent placé derrière lui, le soin de maintenir sa tête contre sa poitrine et de l'affermir dans cette position en passant une de ses mains sous le menton.

Le rôle de l'aide ne se borne pas là ; c'est lui qui est chargé de soulever la paupière supérieure de l'œil qui va être opéré, et voici comment il y procède : Il enduit préalablement la pulpe de l'index et du médius avec de la craie, afin que la paupière ne puisse lui échapper, fixe la paume de sa main sur la tête du malade, et appuyant légèrement ses deux doigts sur la paupière, au niveau du cartilage tarse, il la ramène en arrière et vient la fixer solidement sur le rebord de l'arcade orbitaire.

Il est essentiel que le chirurgien puisse compter sur le sang-froid, l'adresse et l'attention de son aide, et que celui-ci soit habitué à ce genre d'opérations afin qu'il ne gêne pas, par des mouvements intempestifs, les manœuvres dont il est appelé à faciliter l'exécution. Lorsque les circonstances indiquées plus haut nécessitent l'emploi de l'élévateur, nous le glissons nous-même sous la paupière et nous en confions le manche à notre aide qui l'immobilise contre le front du malade.

Chez quelques sujets pusillanimes, nous avons la précaution de fixer préalablement les bras et les mains au dossier du siège sur lequel ils sont assis.

5° *Manuel opératoire (OEil gauche).* — Le malade et le chirurgien étant assis en face l'un de l'autre, comme nous l'avons déjà indiqué, l'aide à son poste, l'opérateur saisit l'aiguille de la main droite et la place entre les trois premiers doigts, comme une plume à écrire, la convexité de la lance regardant en bas, le pouce dans l'extension et l'index et le médius à demi-fléchis sur le manche, du côté de la concavité. L'instrument saisi, il prend sur la joue gauche un point d'appui avec le petit doigt et l'annulaire, puis, enfin, avec l'index de la main gauche, il abaisse la paupière inférieure.

C'est alors que l'opération va commencer. Elle se compose de quatre temps bien distincts :

1° *L'introduction de l'aiguille ;*

2° *La déchirure de la capsule ;*

3° *Le refoulement en arrière et la réclinaison de la lentille ;*

4° *La sortie de l'instrument.*

Premier temps. — L'opérateur dirige la lance de telle sorte que la convexité soit tournée en bas, la concavité en haut, et la pointe perpendiculaire à la cornée. Il imprime ensuite à ses trois premiers doigts un mouvement rapide et perce la cornée dans la région inférieure et externe, à 2 ou 3 millimètres environ au-dessous de son centre. Par ce mouvement, le fer de lance pénètre jusqu'au milieu de sa courbure. Le chirurgien abaisse alors graduellement le manche vers la joue, complète la ponction et pénètre dans la chambre antérieure. Le premier temps est fini lorsque l'aiguille gagne la pupille.

Second temps. — La lance se trouvant dans la chambre antérieure, l'opérateur la dirige vers la portion supérieure de la pupille, en ayant soin de ne pas en engager la pointe dans la capsule cristalline; puis il la porte sur plusieurs points de la circonférence de la capsule et imprime au manche de l'instrument des mouvements oscillatoires propres à faire opérer à la pointe deux ou trois incisions horizontales, qu'il entrecroise ensuite d'un nombre égal d'incisions verticales. Cet acte est le plus difficile de la manœuvre.

Troisième temps. — La capsule étant incisée, l'opérateur présente la convexité de la lance à la partie supérieure et antérieure de la lentille, et par un mouvement d'extension des doigts un peu plus prononcé la refoule en arrière, en même temps qu'il soulève doucement le manche de l'aiguille en direction perpendiculaire vers le front du malade. De cette façon, l'aiguille abaisse directement le cristallin en bas et en arrière dans l'humeur vitrée. L'opérateur maintient ensuite pendant un instant l'aiguille sur la lentille ainsi réclinée, pour l'empêcher de remonter, puis il la retire lentement dans la même direction qu'elle avait lorsqu'elle maintenait le cristallin au fond de l'œil, et surveille, pendant un instant encore, si la lentille ne remonte pas; après quoi, il continue à retirer l'aiguille dans le même sens jusqu'à ce qu'elle apparaisse dans le champ pupillaire.

Quatrième temps. — Le cristallin ne remontant pas, l'opérateur ramène l'aiguille en dehors, dans le sens horizontal, jusqu'à ce que le milieu de sa courbure soit engagé entre les lèvres de la plaie de la cornée, puis il relève le manche, laisse échapper quelques gouttes de l'humeur aqueuse et dégage la pointe dans la même position que lorsqu'il l'a introduite.

Si la pupille est nette, l'opération est terminée; il abandonne la paupière inférieure et l'aide laisse retomber celle qui lui a été confiée.

Pansement.

Après cette opération, nous disons au malade de tenir les yeux doucement fermés; nous lui faisons tourner le dos vers la croisée et nous faisons un essai de sa vision. Nous plaçons ensuite devant ses yeux un léger bandeau de toile et nous le laissons promener pendant une demi-heure environ dans sa chambre, afin que le cristallin puisse se fixer mieux encore, par l'effet de sa propre pesanteur, dans la position qu'on lui a donnée.

Tel est le manuel opératoire de l'opération que nous cherchons à populariser. Elle a joui autrefois, en Allemagne, d'une vogue et d'une faveur si grandes, que tout cataracté préférait rester aveugle plus tôt que de ne pas être opéré par cette méthode. Or, si cet engouement immense a disparu en partie, on le doit à ce que les détails minutieux qui contribuent si essentiellement à sa réussite, n'ont pas toujours été présents à l'esprit des chirurgiens qui ont cherché à la mettre en pratique.

Il y a, en effet, deux écueils à éviter, écueils dont il est facile de triompher, mais contre lesquels l'opérateur doit se tenir en garde, ce sont : *la déchirure incomplète de la capsule* et *l'arc-boutement du cristallin contre l'iris.*

Nous allons entrer, à leur propos, dans des éclaircissements que nous croyons de la plus haute importance, et nous reviendrons également sur une précaution dernière que nous avons signalé déjà et qui ne contribue pas peu à la simplicité des suites de l'opération. Nous voulons parler de l'*évacuation de l'humeur aqueuse* avant la sortie définitive de l'aiguille!

1° Déchirure de la capsule.

Nous venons de dire que nous considérions l'incision de la capsule comme une des manœuvres les plus essentielles de la Kératonyxis. En effet, il arrive quelquefois qu'une opération, par déplacement qui a semblé irréprochable, qui a été exécutée selon toutes les règles de l'art, n'est pas suivie de succès. Il n'y a pas cependant d'inflammation violente de l'iris, le cristallin a été régulièrement récliné et la cécité existe encore. On l'attribue alors à la *réascension* de la cataracte, réascension qui est, selon nous, bien plus rare que ne le pensent certains oculistes et qui n'est, par conséquent, point faite pour déprécier la méthode générale du déplacement. Dans le plus grand nombre de cas, là où l'on croit voir une cataracte remontée, nous sommes convaincu que l'opacité nouvelle a son siège dans la capsule et qu'elle a pour cause son déchirement incomplet. Nous insistons sur ce point, parce que quelques auteurs se figurent qu'il est facile d'abaisser en masse le cristallin et sa capsule et qu'ils ne considèrent le second temps de notre opération que comme une manœuvre superflue. En conséquence, nous ne saurions trop appeler l'attention sur cet acte essentiel ; on évitera ainsi le regret d'un insuccès, alors que la réussite eût été complète si l'on eut tenu compte de cette manœuvre importante. L'incision de la capsule est d'une exécution difficile, car souvent on se figure l'avoir accomplie, tandis qu'on n'a fait qu'introduire la pointe de l'aiguille dans sa cavité interstitielle ; les mouvements qu'on opère alors, dans le but de la déchirer, ne tendent qu'à broyer ou à déplacer la cataracte. Il faut donc avoir le soin, quand on a pénétré avec la lance de l'aiguille dans la chambre antérieure, de ne pas en engager la pointe dans la cristalloïde avant de l'avoir plusieurs fois incisée. En agissant ainsi, les autres temps de l'opération s'exécutent sans embarras et celle-ci n'est jamais suivie de cataracte secondaire, car la capsule morcelée et divisée est livrée à l'action dissolvante des humeurs de l'œil et finit par disparaître complètement.

2° Arc-boutement du cristallin contre l'iris.

On a dit que la plupart des yeux opérés par Kératonyxis périssaient à la suite d'une inflammation chronique de l'iris, et plusieurs mémoires ont été publiés à ce propos de 1815 à 1820. Il fallait bien qu'on trouvât le moyen de battre en brèche les nombreux succès que comptait cette méthode, entre les mains de quelques oculistes de l'époque? Heureusement pour notre méthode, il est facile de prouver que si une iritis se déclare après la réclinaison cornéenne, ce n'est pas au mode opératoire qu'il faut la rattacher, mais bien à la manière vicieuse dont les manœuvres ont été exécutées. En effet, l'opérateur qui présente la convexité de son aiguille au sommet du cristallin et qui abaisse celui-ci directement de haut en bas, va le placer forcément derrière l'iris qu'il comprimera et où il donnera lieu à une inflammation chronique, rebelle aux traitements anti-phlogistiques les mieux appropriés. Nous le répèterons ici, l'iris est une membrane d'une sensibilité si particulière qu'une simple pression, qu'un attouchement léger susciteront dans elle une inflammation violente, tandis qu'une déchirure, une piqûre ne seront suivies que de phénomènes réactionnels de peu d'importance. Or, à la suite de la Kératonyxis, si l'iritis se déclare, persiste et ne cède pas aux moyens anti-phlogistiques les plus énergiques, c'est que le cristallin déprimé s'appuie contre l'iris et presse continuellement cette membrane. Pour éviter ces graves désordres, on ne saurait mieux faire que de porter le cristallin en arrière avant de le récliner. De cette façon, on l'éloigne sûrement de l'iris et on lui crée une place dans les cellules hyaloïdiennes où il peut sans danger acquérir du gonflement, comme cela arrive souvent, sans que la membrane irienne en soit fâcheusement influencée. Nous sommes convaincu que lorsqu'une inflammation un peu violente apparaît quelques jours après une opération par Kératonyxis, en apparence bien exécutée, cette inflammation a sa source certaine dans la position arc-boutée du cristallin contre la pupille et l'iris. Nous ne saurions donc trop engager ceux qui auront le désir de soumettre cette méthode à la sanction de l'expérience, de se tenir en garde, pendant la manœuvre, contre la possibilité de cet accident. Pour nous, dès que la déchirure de la capsule est terminée, nous pensons immédiatement à refouler le cristallin en arrière avant de le récliner, et nous attribuons presqu'entièrement à cette précaution les succès que nous a donné la Kératonyxis.

3° Ecoulement de l'humeur aqueuse.

En terminant la description du manuel opératoire, nous avons dit que nous avions la précaution, avant de retirer l'aiguille, de laisser écouler une partie de l'humeur aqueuse. Cette précaution, dont on pourrait certainement se passer lorsque l'opération a été bien faite, offre cependant l'avantage de diminuer la pression intrà-oculaire, de faciliter la circulation sanguine et de s'opposer, par cela même, à une manifestation inflammatoire du côté de l'organe opéré. Tout le monde connaît les heureux résultats que l'on retire aujourd'hui de l'évacuation de l'humeur aqueuse dans les affections inflammatoires du globe oculaire; aussi, nous la proposons dans ce cas comme un moyen préventif que l'on a sous la main et dont on ne saurait trop profiter. Depuis que nous

nous entourons de ces soins minutieux, nous n'avons jamais assisté à ces réactions inflammatoires vives, qui compromettent quelquefois avec rapidité les opérations les plus habilement exécutées.

§ 3. — Les soins que l'on donne à un opéré de cataracte sont d'une importance si grande à notre point de vue que nous pensons qu'ils contribuent au rétablissement définitif de la vision peut-être autant que l'opération elle-même. Il nous semble donc essentiel d'entrer à leur propos dans tous les détails nécessaires.

Il est un préjugé ancien, si profondément enraciné dans l'esprit du vulgaire, que nous le rencontrons chez presque tous les cataractés disposés à se soumettre à une opération. Ce préjugé les porte à croire qu'ils doivent être tenus renfermés pendant plusieurs semaines dans des chambres complètement obscures et dans des lits entourés de rideaux épais, impénétrables au moindre rayon de lumière. Quelques médecins partagent aujourd'hui encore ces idées étranges et nous en avons vu plus d'un les mettre exactement en pratique. Sans toutefois blâmer leur conduite, nous ne pouvons l'approuver entièrement.

N'est-il pas à craindre en effet, que l'organe visuel totalement privé de son stimulus naturel qui est la lumière, ne s'enflamme plus tard violemment lorsqu'on voudra l'y exposer de nouveau, et par cela même en voulant éviter un inconvénient, ne s'expose-t-on pas à tomber dans un autre plus grand encore? C'est à cette pratique désastreuse qu'on doit certainement ces photophobies opiniâtres qui accompagnent pendant des mois entiers bon nombre d'opérations.

Nous ne voulons pas dire par là cependant qu'il faille exposer l'œil opéré à l'éclat du jour ; celui-ci est également capable de déterminer des inflammations aiguës d'une violence extrême qui peuvent amener la perte de l'organe visuel. Aussi nous condamnons énergiquement la pratique de ces chirurgiens qui, à l'exemple de Dupuytren, font chaque jour l'examen des yeux opérés en les exposant à la flamme d'une bougie brusquement allumée. Cette conduite est plus désastreuse encore que la précédente, car si l'on se rappelle l'impression pénible que cause, même en état de santé, le passage rapide d'un milieu obscur dans un milieu fortement éclairé, on comprendra aisément qu'une impression semblable se renouvelant chaque jour sur un œil mutilé et prédisposé par le fait aux irritations, doit forcément éveiller ces phlogoses intenses qui compromettent le succès des manœuvres les mieux dirigées. N'a-t-on pas de trop nombreux exemples d'amaurotiques à la suite d'une impression brusque de l'éclat du jour?

Nous ne pouvons également approuver, comme le pratiquent encore quelques opérateurs, de surcharger l'œil de charpie, de compresses pliées en plusieurs doubles, de bandes, d'appareils en un mot qui ne peuvent avoir d'autre résultat que de concentrer une chaleur sèche sur l'organe malade, c'est-à-dire d'y appeler le sang, de le fluxionner et de le disposer aux phlogoses les plus intenses.

Les soins les plus simples sont, selon nous, les meilleurs. Aussi, nous nous contentons d'abriter les yeux avec des compresses légères de toile imbibées d'eau fraîche et maintenues autour du front à l'aide d'un cordon plat et étroit lié en forme de ganse sur la région pariétale. Une demi-heure après nous conduisons nous-même le malade à son lit, afin qu'il s'y couche sans mouvement brusque, la tête un peu élevée et soutenue par des oreillers de crin ou de balles d'avoine; les coussins en plume sont beaucoup trop mous et développent trop de chaleur. Nous lui recommandons ensuite de ne point parler, de ne pas porter la main à ses yeux, d'éviter les déplacements incessants et de ne pas faire d'essai de vision; enfin nous insistons pour qu'il jouisse du repos le plus absolu du corps et de l'esprit. Nous faisons fermer les volets et les rideaux des fenêtres afin qu'il n'y ait dans la chambre qu'un faible jour, suffisant cependant pour permettre aux personnes chargées de soigner le malade, de s'acquitter de leurs fonctions sans aucune gêne. Dans les temps froids nous conseillons d'entourer le lit de rideaux de couleur foncée, s'il est possible, mais dans la belle saison, nous préférons laisser librement circuler l'air dans la chambre afin que le malade y respire à son aise.

Le premier jour qui suit l'opération, le malade est mis à la diète ; nous ne lui permettons qu'un ou deux bouillons et nous faisons renouveler les compresses froides de quart d'heure en quart d'heure. Nous prescrivons enfin des pilules avec :

Valérianate de zinc .... 30 centig.
Extrait de belladone.... 20 centig.
Extrait thébaïque...... 10 centig.

à diviser en 6 pilules que le malade prend de 6 en 6 heures.

Le second jour, nous continuons les pilules, les applications froides, si elles ne causent pas d'impression désagréable, et nous permettons un ou deux potages. Dans le cas où les applications réfrigérantes sont mal supportées, nons les suspendons et nous prescrivons quelques lotions émollientes à la température de l'appartement et des cataplasmes sinapisés plusieurs fois renouvelés, aux membres inférieurs. Nous ne faisons dans ce cas placer au-devant des yeux qu'une compresse flottante en toile fine.

Le troisième jour nous augmentons légérement l'alimentation de la veille, nous donnons des fruits cuits, des gelées, des compotes, des herbages, un peu de vin de Bordeaux, un biscuit, etc., etc., et le traitement est d'ailleurs continué comme les jours précédents.

Le quatrième jour, s'il n'y pas eu d'évacuations alvines, le malade prend un purgatif; habituellement de l'huile de ricin à la dose d'une once. Lorsque cette préparation inspire un peu de répugnance, nous la remplaçons par des substances drastiques, telles qu'un *Biscuit à la scammonée* ou des *Grains d'Arabie* (1) à la dose de 6 à 8; ces grains ont un effet purgatif certain et sont d'un usage facile à cause de leur petit volume. On peut, en effet, aisément les comparer à des granules.

Le cinquième jour, lorsque tout a marché régulièrement, nous visitons l'œil sans donner cependant dans la chambre de l'opéré une clarté plus considérable. Nous débarrassons nous-même les paupières des mucosités qui peuvent les recouvrir, à l'aide d'une éponge fine imbibée d'eau tiède, enfin nous faisons une inspection aussi parfaite que possible et nous replaçons sur les yeux du malade le voile qui les a abrités jusqu'alors. Dès ce moment les applications froides ne sont plus faites qu'à des intervalles éloignés, afin de pouvoir les suspendre complètement et sans danger les jours suivants. Habituellement. c'est le cinquième jour que le malade se lève et que nous l'autorisons à se promener dans la chambre et à reprendre ses repas ordinaires.

Le dixième jour, lorsqu'il n'y a pas eu d'inflammation, nous remplaçons le bandeau de toile par des verres plans colorés foncés dont nous diminuons ensuite graduellement la teinte. En même temps nous engageons le malade à essayer sa vue sur les gros objets de l'appartement, dont nous augmentons petit à petit la clarté de manière à arriver par degrés

(1) Les *Grains d'Arabie* ont une action élective sur l'œil. Ils contiennent une petite quantité de belladone. Nous les considérons comme un purgatif précieux applicable avec beaucoup d'avantages au traitement d'un bon nombre d'affections oculaires. — A. Paris (Maison Truelle).

succesifs à laisser pénétrer toute la lumière du jour. Ce n'est que lorsqu'il y a une tolérance parfaite que nous autorisons une promenade extérieure ou un déplacement quelconque.

Après un mois environ, nous présentons les lunettes qui doivent remplacer la lentille naturelle. Elles se composent de verres bi-convexes de différents numéros. Les plus employés sont les numéros 2, 2 1/4, 2 1/2, 2 3/4, 3, 4 pour la contemplation des objets rapprochés et les numéros 5, 5 1/2, 6 pour apercevoir les objets distants.

Le choix de ces verres a une grande importance ; il doit être fait avec beaucoup de soins. Aussi nous réglons nous toujours d'après les effets qu'ils produisent sur les malades. Chez le plus grand nombre le numéro 3 pour lire et le numéro 6 pour voir de loin nous ont paru très-convenable. D'ordinaire, le numéro pour les objets éloignés doit être double du numéro choisi pour les corps rapprochés.

Il convient d'ailleurs de suivre pendant quelque temps l'effet que produisent les lunettes, car il nous est arrivé de rencontrer des malades qui après s'être servis du 3 et du 6 se trouvaient mieux du 5 et du 10. Il y a dans ces cas tout avantage de recourir à des verres plus faibles. C'est le moyen de conserver et d'améliorer la vue.

Nous ne saurions trop engager nos confrères à essayer sur leurs opérés les *verres achromatiques* ; nous avons observé qu'ils donnent une netteté que les verres ordinaires ne peuvent égaler. Ils n'ont que l'inconvénient d'être un peu lourds, mais leurs avantages sont tellement incontestables qu'après les avoir essayés, les malades n'en veulent plus d'autres. Nous espérons que leur usage pour la cataracte se popularisera.

Complications.

On pourra croire qu'une opération de cataracte devra réussir d'autant mieux qu'elle aura été pratiquée avec plus d'adresse et de dextérité sur un sujet bien portant, exempt de toute affection intérieure et dont l'opacité offre les meilleurs caractères. Malheureusement il n'en est pas toujours ainsi et on est forcé de reconnaître que les complications les plus graves se déclarent quelquefois à la suite de l'opération la mieux dirigée, tandis que, dans d'autres cas, alors que l'œil a subi de mauvais traitements, que les manœuvres ont été lourdes et grossières, que la constitution du sujet est maladive, tout se passe simplement et réussit à souhait. Ces faits, en apparence contradictoires, ne peuvent s'expliquer que par une susceptibilité particulière de l'œil, qui a été désignée sous le nom de *vulnérabilité*, de sorte, comme le dit M. Sichel, que cet organe supporterait plus ou moins bien les opérations en raison inverse de son degré de vulnérabilité. Le maximum de cette propriété se rencontre surtout chez les sujets à peau fine, blanche et transparente, à cheveux blonds ou rouges, à iris d'une teinte claire, d'un bleu d'azur, et à pupille très-mobile. On le rencontre aussi chez les individus à tempérament sanguin, presdisposés aux congestions, ou bien encore chez d'autres qui paraissent à l'abri d'une manifestation phlogistique, mais chez qui cependant la plasticité du sang est si grande qu'on a beaucoup de peine à empêcher les réaction inflammatoires. Nous allons donc passer en revue les complications les plus ordinaires de l'opération de cataracte. Ces complications sont :

1° *Les vomissements ;*

2° *Les douleurs névralgiques ;*

3° *L'iritis* et *le phlegmon de l'œil ;*

4° *La conjonctivite*, *la kératite*, *le leucôme ;*

1° *Vomissements.* — Les vomissements surviennent quelquefois à la suite des opérations de cataracte ; ils sont peut-être plus fréquents après les opérations par déplacement qu'après celles par extraction, mais il n'est pas vrai de dire, comme quelques auteurs l'ont avancé qu'ils manquent toujours après celles-ci. On les a attribués à la lésion des filets nerveux découverts sur la cornée par Schreider, Pappenheim, Purkinge et Schlemm. On les a attribués aussi à la lésion d'un ou de plusieurs filets ciliaires, lésion qui retentirait, à l'aide du grand sympathique dont un rameau aboutit au ganglion opthalmique, jusqu'au système nerveux de l'estomac. Quoiqu'il en soit de ces explications, nous pouvons avancer que les vomissements lorsqu'ils apparaissent ne surviennent en général que dans les premières heures qui suivent l'opération. Nous les avons vu une seule fois survenir douze heures après. Dans quelques cas ils se succèdent avec assez de rapidité pour fatiguer le malade, nécessiter des changements brusques dans la position de sa tête et imprimer des secousses violentes à tout son corps. Ces accidents n'offrent par eux-mêmes aucune gravité et sont moins à redouter après notre méthode qu'après l'extraction où ils suffisent pour amener l'issue de l'humeur vitrée et faire vider le globe oculaire. On a bien dit qu'après l'abaissement les efforts peuvent amener la réascension du cristallin ; nous ne pensons pas qu'un tel résultat soit possible si la lentille a été véritablement abaissée et maintenue dans le fond de l'œil. Ces efforts n'ont par conséquent dans notre opération que l'inconvénient de fatiguer les malades, surtout les femmes nerveuses et hystériques. Nous combattons cette complication par quelques gorgées d'eau glacée prises de 5 en 5 minutes, ou bien par quelques cuillerées de la potion effervescente de Rivière. Enfin lorsque le vomissement persiste malgré cette médication, nous prescrivons un lavement fortement opiacé. Le professeur Scarpa a surtout insisté sur ce dernier moyen qu'une expérience de cinquante années l'autorisait à regarder comme le meilleur. Nous avons eu, une fois, l'occasion d'y avoir recours avec un plein succès.

2° *Douleurs névralgiques.*—Lorsque l'on réfléchit aux nombreuses ramifications nerveuses de l'appareil oculaire, on comprend aisément comment sous l'influence d'un traumatisme, l'œil peut devenir le siège de névralgies violentes. Nous avons été à même d'en constater un grand nombre et de remarquer que ces accidents névralgiques beaucoup plus fréquents que ne le pensent certains chirurgiens se développent surtout chez les sujets doués d'une grande sensibilité et à tempérament éminemment nerveux. Ces douleurs apparaissent ordinairement dans les premiers jours qui suivent l'opération de la cataracte, et sont tantôt continues, tantôt périodiques. Elles sont en général très-aigues.

L'orsqu'un opéré accuse des douleurs semblables, il est essentiel d'examiner l'organe malade, car c'est sur cet examen que repose en grande partie le diagnostic. Dans ces cas en effet, l'état anatomo-pathologique de l'œil n'est point en rapport avec l'état fonctionnel ; on ne constate qu'une congestion légère de la conjonctive, insuffisante pour expliquer la scène pathologique.En général,ces accidents débutent brusquement, sans que l'on puisse les rattacher à une cause appréciable, tantôt par une douleur violente limitée à l'œil, tantôt ayant son siège à la racine du nez ou à la tempe, tantôt dans les régions sus ou sous orbitaires, etc. Enfin ces douleurs existent dans quelques cas à la fois dans l'œil et dans les nerfs qui l'avoisinent, et alors la névralgie est complexe.

Le caractère essentiel de ces douleurs consiste dans une mobilité très-grande. Aujourd'hui le malade se plaint de l'œil, demain il accusera des souffrances dans la région circum-orbitaire ou bien la douleur aura envahi le nerf nasal, le nerf temporal, les nerfs auriculaires et maxillaires, etc. ; quelques jours après elle revient à l'œil ou aux nerfs qu'elle a précédemment quittés. Ces phénomènes nerveux suivent en général la marche irrégulière des névralgies de la face ; ils ont des périodes d'exacerbation et de détente ; ils sont quelquefois intermittents et offrent le type tierce ou quarte. Leur durée n'a rien de fixe ; tantôt ils perdent rapidement de leur intensité et se dissipent facilement, tantôt ils semblent se jouer des médiations diverses qu'on leur oppose. Ils varient également depuis le simple engourdissement jusqu'à la douleur la plus atroce. Enfin dans quelques cas les accès sont accompagnés d'une réaction générale plus ou moins vive, dans d'autres au contraire, le malade est sans fièvre même au plus fort de la crise.

Il importe essentiellement de ne pas confondre ces douleurs névralgiques avec les douleurs auxquelles donne lieu une réaction inflammatoire d'un des tissus vasculaires de l'œil ; nous voulons parler de l'iritis. Dans les deux cas en effet, outre les douleurs qui ont un siège semblable il peut exister de la photophobie, du blépharospasme, du larmoiement, un sentiment de tension dans le globe de l'œil, une injection considérable de la conjonctive oculaire, etc. L'absence des caractères anatomiques de l'iritis — vascularisation de l'iris, changement de couleur, pupille contractée, irrigulière, tâches hémorrhagiques, etc., et l'appréciation exacte du caractère des douleurs conduiront à un diagnostic certain sur lequel on pourra instituer un traitement utile.

Le *traitement* des douleurs névralgiques doit être excessivement énergique. Pour nous, nous les combattons, si le sujet est fort et robuste, par de émissions sanguines et par l'usage intérieur du sulfate de quinine et de la belladone. Dans le cas où le tempérament du malade contre-indique les émissions sanguines, nous nous adressons de suite aux narcotiques, aux toniques et aux anti-nerveux que nous combinons ensemble. Nous formulons alors des pilules avec .

Valérianate de quinine....	60 centig.
Arséniate de fer........	15 centig.
Extrait de belladone......	15 centig.
Extrait de jusquiame......	1 gr.

à diviser en 20 pilules, à prendre de 4 en 4 heures.

Cette médiation nous a toujours réussi ; nous l'aidons de fomentations avec une solution de cyanure de potassium :

Cyanure de potassium...	50 centig.
Eau distillée...........	150 gr.

Dans quelques cas, enfin, nous avons eu recours à l'opium à dose élevée. Tels sont les moyens qui nous ont toujours suffi pour arrêter rapidement les douleurs. Si elles résistaient on pourrait essayer les dérivatifs sur l'intestin composés de calomel et de jalap, l'assa-fœtida en pilules ou en lavement, le camphre, les frictions napolitaines, les vésicatoires morphinés, l'électricité, enfin les irrigations froides. Nous devons dire cependant que nous ne mentionnons ces diverses médications, que par ce qu'il peut être avantageux dans une affection si rebelle de disposer d'un bon nombre de médicaments.

3o *Iritis ; phlegmon de l'œil.* — On a avancé que la plupart des yeux opérés par abaissement périssaient à la suite d'accidents inflamatoires. Cette proposition qui est vraie pour l'opération pratiquée pas la sclérotique, ne l'est pas pour l'opération pratiquée par la cornée, lorsque celle-ci a été exécutée selon les règles de l'art. En effet, si nous remontons aux causes susceptibles de produire l'iritis, nous trouvons qu'il n'y a que les contusions, les tiraillements, les déchirures de la membrane irienne qui soient ordinairement suivis de phénomènes inflammatoires. Or, dans notre procédé il estpresque impossible d'intéresser cette membrane. Il y a donc moins de chances encore, en pratiquant la réclinaison par la cornée de voir l'opération suivie d'iritis que même après l'extraction dans laquelle il arrive fréquemment qu'un cristallin dur ou volumineux blesse l'iris pour opérer sa sortie de l'œil.

Quant aux causes générales ou constitutionnelles qui semblent avoir une influence spéciale sur les manifestations inflammatoires qui apparaissent dans cette membrane, leur action ne peut pas non plus s'y étendre davantage après l'abaissement par la cornée qu'après l'extraction où l'action immédiate de l'air sur l'iris peut bien avoir une large part dans la production de la phlogose. On comprend donc que l'iritis se montrera bien rarement après l'abaissement par la cornée si on l'exécute comme nous l'avons indiqué plus haut. Il est incontestable cependant qu'un accident semblable peut survenir soit à la suite d'un refroidissement du corps, soit comme conséquence d'une maladie constitutionnelle quelconque, et nous ne pouvons nous empêcher d'appeler l'attention sur ses symptômes et sur son traitement.

L'iritis débute ordinairement par quelques élancements passagers dans l'œil ou dans la région sus-orbitaire. Ces douleurs sont moins intenses dans la journée que le soir ; c'est vers 10 heures qu'elles s'exaspèrent et elles ne commencent à perdre de leur violence qu'après minuit. Quelquefois elles sont précédées de vomissement ; mais plus souvent encore l'apparition de la phlogose irienne est annoncée par un chémosis séreux compliqué d'œdème de la paupière supérieure. En même temps le malade perçoit des bleuettes, des étincelles, en un mot il éprouve de la photopsie et son œil est le siège d'un larmoiement assez abondant dont il se rend un compte exact parce que les larmes, emprisonnées entre les voiles palpébraux, s'échappent de temps en temps par flots et occasionnent sur la joue une sensation de brûlure. Dans cet état, s'il est possible d'examiner l'œil, on trouve la pupille rétrécie, peu mobile et masquée par une fumée nuageuse. Pour peu que la scène pathologique continue, les douleurs redoublent, le larmoiement augmente, la pupille devient irrégulière, excessivement étroite et presqne immobile; l'iris perd son éclat, devient terne et finit même par changer de teinte. Enfin lorsque par des moyens énergiques on ne parvient pas à maitriser la raptus inflammatoire, une exsudation se forme et s'organise dans la pupile et l'oblitère complètement.

Telle est la marche ordinaire de l'iritis aigüe, marche quelquefois très-rapide puisque quelques jours suffisent pour amener un semblable résultat. Dans d'autres circonstance, la maladie n'offre pas des caractères aussi violents et ses symptômes se succèdent avec une rapidité bien moindre. On est alors en présence d'une *iritis chronique* dont les conséquences sont peut-être encore plus fâcheuses. D'autrefois enfin l'inflammation qui a eu son point de départ dans l'iris, se propage dans les autres membranes de l'œil; elle devient générale, s'accompagne de phénomènes fébriles et dégénère en véritable phlegmon oculaire.

Nous n'entrerons pas dans tous les détails que comporteraient les affections que nous venons de mentionner. Elles sont du domaine de la pathologie oculaire générale et nous ne nous étendrons pas plus longuement sur elles. Leur traitement est le traitement de l'iritis ou du phlegmon en général.

4° *Conjonctivite ; kératite ; leucôme.*— Bien que la conjonctive qui tapisse la surface de l'œil et la face interne des paupières aie peu à souffrir dans l'opération de l'abaissement de la cataracte par la cornée, il est incontestable que c'est ce traumatisme quelque léger qu'il soit qu'il faut accuser des accidents inflammatoires qui s'y présentent. Ordinairement cependant cette conjonctivite consécutive n'offre pas de caractères plus graves qu'une conjonctivite spontanée et elle se termine presque toujours assez promptement. On ne doit employer contre elle aucun collyre astringent, aucune médication locale en un mot, qui par la surexitation qu'elle détermine pourrait bien favoriser le développement d'accidents inflammatoires nouveaux. Aussi doit-on se borner à des applications émollientes, à des émissions sanguines répétées si la phlogose est intense, à des dérivatifs intestinaux, à des applications de sinapismes, etc., etc., moyens qui amendent très-rapidement la maladie.

Dans quelques cas la conjonctivite peut se compliquer de *kératite*, et alors on aperçoit sur le point de la piqûre un épanchement de lymphe plastique, demi-opaque, nébuleux, plus ou moins abondant. Quelquefois aussi la conjonctive cornéale semble injectée et recouverte de petits vaisseaux sanguins qui s'irradient vers le centre du miroir. Cette forme de la kératite a presque toujours une marche lente et une grande tendance à se terminer par un *Albugo* ou un *leucôme* dont le moindre résultat est de gêner le passage des rayons lumineux. Nous avons dit plus haut que nous n'avions jamais observé des accidents semblables; nous le devons à la forme parfaitement cylindrique de nos aiguilles qui ne tiraillent en aucune façon les lèvres de la plaie cornéale. Toutefois s'ils venaient à se déclarer il faudrait les combattre par un traitement excessivement énergique. Il convient dans ces cas d'insister fortement sur les anti-phlogistiques, sur les purgatifs, sur les frictions mydriatiques, jusqu'à ce que toute trace de la maladie ait disparu.

Arrivé à la fin de ce travail, nous ne pouvons nous empêcher de reconnaître que nous avons dû rester bien au dessous de la tâche que nous nous étions imposée. Si nous avons en effet donné tous nos soins aux parties principales de ce mémoire, il est des points secondaires qui auraient mérité peut-être des développements plus considérables. Nous espérons cependant que si l'on y rencontre quelques lacunes, elles ne seront pas assez importantes pour laisser du vague dans l'esprit du lecteur. Les connaissances que tout médecin possède en ophthalmologie y suppléeront aisément. On pourra nous reprocher aussi de ne pas nous être appuyé sur quelques observations tirées de notre pratique. Nous en avions l'intention, mais nous avons crû devoir nous en abstenir dans la crainte d'être trop longs ; les faits n'auraient, d'ailleurs, que justifié pleinement les conclusions de notre travail ; ce sont eux qui nous l'ont inspiré.

Nous serons satisfaits si après cette lecture nos confrères daignent soumettre notre méthode à leur expérimentation. Ils y trouveront des succès, et en deviendront à leur tour partisans plus enthousiastes que nous-même. Peut-être un jour alors, une aussi bonne cause, trouvera-t-elle un meilleur défenseur !

BIBLIOTHÈQUE IMPÉRIALE

Annales d'Oculistique, fondées par F. Cunier, continuées par les docteurs FALLOT, J. BOSCH, HAIRION, VAN ROOSBROECK, WARLOMONT, Rédacteur en ch f. — Ces *Annales* publiées a Bruxelles, paraissent par livraisons mensuelles formant chaque année 3 vol. in-8° d'environ 800 pages.
L'abonnement part du 1er janvier. — Prix pou la France. 16 fr.

Nouveau Dictionnaire de médecine et de chirurgie pratiques, illust é de figures intercalées dans le texte, rédigé par Bernutz. Bœckel, Buignet, Cusco, Dénucé, Desnos, Desormeaux, Dev lliers, Alf. Fournier, H. Gintrac, Giraldès, Gosselin. Alph. Guérin, A. Hardy, Hirtz, Jaccoud, Kœberlé, S Laugier, Liebreich, P. Lorain, Marcé, A. Nélaton, Oré, V.-A. Rac e, Richet, Ph. Ricord, Jules Rochard de Lorient, Z. Roussin, Ch. Sarazin, Germain Sée, Edmond Simon, Stoltz, A. Tardieu, S. Tarnier, Trousseau. — Directeur de la rédact on : le Dr JACCOUD.

Le *Nouveau Dictionnaire de médecine et de chirurgie pratiques*, illustré de figures intercalées dans le texte, se composera de 12 à 15 vol. grand in-8° cavalier de 800 pages.

Prix de chaque vol. de 800 pages, avec fig. intercal. dans le texte. 10 fr.

Il sera publié trois vol. par an

Les volumes seront envoyés *franco* par la poste, aussitôt leur publication, aux souscripteurs des départements, sans augmentation sur le prix fixé

On peut souscrire dès aujourd'hui chez J.-B BAILLIÈRE ET FILS, libraires de l'Académie impériale de médecine, et chez tous les libraires des départements et de l'étranger.

GIRAUD-TEULON. **Physiologie et pathologie fonctionnelle de la vision binoculaire**, suivies d un aperçu sur l'appropriation de tous les instruments d'optique à la vision avec les deux yeux, l'ophthalmoscopie et la stéréoscopie. par GIRAUD-TEULON, D. M. F., Lauréat de l'Institut de Paris, 1861, 1 vol. in-8° de 714 pages, avec 114 figures insérées dans le texte. 9 fr.

LEBERT (H.) **Traité d'anatomie Pathologique générale et spéciale**, ou description et iconographie pathologique des altérations morbides, taut liquides que solides, observées dans le corps humain, par le docteur H. LEBERT, professeur de Clinique médicale à l Université de Breslau. OUVRAGE COMPLET. Paris. 1855-1861, 2 vol. in-folio de texte et 2 vol. in-folio comprenant 200 planches, dessinées d'après nature, gravées et coloriées. 615 fr.

Chaque livraison est composée de 32 à 40 pages de texte et de 5 planches in-folio, gravées et coloriées. — Prix de la livraison 15 fr.

SICHEL. **Iconographie ophthalmologique**, ou description et figures coloriées des maladies de l'organe de la vue, comprenant l'anatomie pathologique, la pathologie et la thérapeutique médico-chirurgicales, par le docteur J. SICHEL, professeur d'ophthalmologie, médecin-oculiste des maisons d'éducation de la Légion-d'Honneur, etc., 1852-1859. OUVRAGE COMPLET, 2 vol. grand in-4° dont 1 volume de 840 pages de texte, et 1 volume de 80 planches dessinées d'après nature, gravées et coloriées avec le plus grand soin, accompagnées d'un texte descriptif. 172 fr. 50.

Demi-reliure des deux volumes, dos de maroquin, tranche supérieure dorée. 15 fr.

VAN ROOSBROECK. **Cours d'Ophthalmologie**, enseigné à l'Université de Gand, ou Traité théorique et pratique des maladies des yeux, par J. VAN ROOSBROECK, professeur à l'Université de Gand. Gand 1853, 2 v l. in-8°. 16 fr.

Marseille.— Typog. Ve Marius OLIVE, rue Paradis, 68.

BIBLIOTHEQUE NATIONALE DE FRANCE

www.ingramcontent.com/pod-product-compliance
Ingram Content Group UK Ltd.
Pitfield, Milton Keynes, MK11 3LW, UK
UKHW020412220726
13923UKWH00004B/1905

9 782019 293369